AGRADECIMIENTOS

Agradezco a la vida por darme la oportunidad de servir al prójimo, a mi familia por el apoyo amoroso e incondicional y a mi compañera de viaje Jhoana que juntos perseguimos metas difíciles con paso firme.

Además, agradezco infinitamente el aprendizaje que me aportaron mis maestros en mi formación académica-profesional, a mis amigos por su invaluable apoyo y la oportunidad que me dieron las nobles instituciones médicas en permitir instruirme en el mundo de la Medicina.

Gracias al lector, que permite mantener viva la llama del conocimiento.

Cómo utilizar el libro

Temas selectos

La lectura de este libro es más como una guía de uso diario en tu práctica clinica, se aborda de manera sencilla temas selectos, te enfrentarás a casos y "al escuchar galope pensaras en caballos"; este libro te ayudara a identificar en caso de que sean "cebras" por medio del conocimiento sobre la semiología y uso de gabinete diagnóstico.

La elección de los temas se basó en que son:

- Diagnósticos comunes

- Requieren atención oportuna

- Manejar al paciente con el diagnóstico presuntivo más comun para partir de ahí y descartar otros diagnóstico diferenciales.

Información general sobre la patología

- Muy sencilla
- Fisiopatología de manera resumida
- Importancia de abordaje diagnóstico

Tabla para evaluar historial, signos, síntomas y gabinete

La tabla de diagnósticos diferenciales es útil y práctica para evaluar que puntos del historial clínico, la sintomatología y de la exploración nos pueden orientar a diagnósticos diferenciales y por medio de que herramientas de gabinete podemos realizar nuestro diagnóstico con mayor certeza. Con fines de practicidad se realiza en forma de tabla donde vienen distribuido por enfermedad, historial clínico y síntomas, hallazgos a la exploración fisica y los estudios de gabinetes útiles en el abordaje. También a lo largo de la tabla se utilizan abreviaciones para optimizar espacio en texto. Las abreviaciones utilizadas son las siguientes: Factores Fx. Historial Hx. Radiografía Rx, Electrocardiograma ECG. Ecocardiograma ECOC. Tomografía axial computarizada TAC. Laboratorios LAB. Ultrasonido USG.

Enfermedad	Historial/síntomas	Hallazgos físicos	Gabinete diferencial

Imágenes agregadas

- Posterior a la tabla de diagnósticos diferenciales, en ocasiones se pondran imágenes útiles para diferenciar enfermedades de manera sencilla

- En muchas ocasiones las imágenes son orientadoras y no diagnósticas.

- Las imágenes son obtenidas de diferentes referencias y serán citadas en caso de ser posible debido a que varias de ellas se obtuvieron de buscadores en la web.

ÍNDICE

Cardiología

SÍNDROME CORONARIO AGUDO

Espectro de enfermedades caracterizado por dolor torácico con presentación clínica que va desde infarto agudo del miocardio (IAM) con elevación del ST hasta infarto sin elevación del ST y angina inestable, originados por la trombosis y oculsión parcial o total de las arterias coronarias generalmenta dada a la ruptura o erosión de placa aterosclerosa. Determinar diagnóstico con precisión además de descartar diagnósticos diferenciales es importante debido a que el tratamiento oportuno es uno de los puntos más importantes en este grupo de padecimientos.

Enfermedad	Historial/Síntomas	Hallazgos físicos	Gabinete diferencial
IAM elevación ST	Fx de riesgo cardiovascular. Dolor precordial opresivo irradiado a miembro torácico izquierdo y cuello, usualmente mayor de 30min.	Signo de Levine. Ingurguitación yugular, S3 y/o estertores en caso de falla cardiaca. Estado hemodinámico puede variar de normal a estado de choque.	ECG con elevación persistente del ST con domo convexo de 0.1mv derivadas periféricas o 0.2mv derivadas precordiales contiguas. LAB. Troponina elevada.
IAM sin elevación ST	Fx de riesgo cardiovascular. Dolor precordial opresivo irradiado a miembro torácico izquierdo y cuello, usualmente mayor de 30min.	Signo de Levine. Ingurguitación yugular, S3 y/o estertores en caso de falla cardiaca. Estado hemodinámico puede variar de normal a estado de choque.	ECG sin elevación de ST, puede presentar depresión de ST u ondas T acuminadas o invertidas simétricas. LAB Troponina elevada.
Angina inestable	Fx de riesgo cardiovascular. Dolor precordial opresivo irradiado a	Exploración física usualmente normal. Puede presentarse con crisis	ECG sin elevación de ST, puede presentar depresión de ST u ondas T acuminadas

	miembro torácico izquierdo y cuello. Angina inicio reciente o *in crescendo*.	hipertensiva.	o invertidas simétricas. LAB Troponina negativa.
Angina estable	Fx de riesgo cardiovascular. Dolor precordial opresivo irradiado a miembro torácico izquierdo y cuello. Usualmente menos de 10 minutos, disminuye con el reposo o uso de nitratos.	Exploración física usualmente normal.	ECG sin elevación de ST, puede presentar durante el cuadro de dolor depresión de ST u ondas T invertidas o acuminadas simétricas. LAB Troponina negativa.
Angina variante o de Prinzmetal	Dolor precordial en paciente sin factores de riesgo cardiovascular ocasionado por vasoespasmo coronario. Tiende a presentarse de manera cíclica predominanemente por la mañana en reposo. Antecedente de consumo de fármacos simpaticomiméticos.	Los hallazgos clínicos puede presentar de normal hasta inestabilidad hemodinámica.	ECG presencia de elevación de ST en derivadas contiguas mas de 0.4mv durante el dolor o Holtter de 24hrs Angiografía no presenta lesiones oclusivas Prueba con ergonivina es el estudio con mayor sensibilidad.
Disección aórtica	Fx de riesgo cardiovascular. Dolor precordial severo, lancinante que puede irradiar hacia región interescapular, cuello y abdomen dependiendo de la localización.	Exploración física pueden presenarse como emergencia hipertensiva. Estado hemodinámico de normal a estado de choque.	Rx de tórax con ensanchamiento mediastinal. ECG normal o elevación de ST si afecta ostium coronario. TAC contrastada lumen falso a nivel aórtico
Tromboembolia	Fx de riesgo para tromboembolismo. Dolor torácico de tipo pleurítico predominio a la	Pueden tener a la presentación dificultad respiratoria, hemoptsis con exploración pulmonar	Rx de tórax usualmente normal, puede haber signos de Westermark y/o joroba de hampton.

pulmonar	inspiración. Tos, disnea. Pueden presentar síncope.	normal y datos de trombosis venosa profunda en miembros pélvicos (25%). Estado hemodinámico de normal a choque.	ECG usualmente taquicardia, puede haber patrón S1Q3T3. ECO puede haber dilatación de cavidades derechas, movimiento paradójico de septum o signo de McConell. LAB Dímero D elevado. TAC con obstrucción de arteria(s) pulmonar(es).
Pericarditis	Usualmente Hx de infección viral. Dolor precordial o pleurítico, irradiado a margen de los hombros, que incrementa en decúbito dorsal, y disminuye en posición sentado e inclinación hacia adelante.	Auscultación cardiaca con frote pericárdico. Pueden presentar la triada de Beck (hipotensión, ruidos cardiacos amortiguados e ingurgitación yugular) en caso de complicarse con tamponada cardiaco.	ECG con depresión de segmento PR y elevación de ST en domo concavo de manera generalizada. ECO con ensanchamiento y derrame pericardico.
Pleuresía	Hx de infección vias respiratorias. Dolor pleurítico, asociados a movimientos respiratorios.	A la exploración física puede integrar síndrome de condensación o derrame pleural.	Rx de tórax hallazgos de derrame pleural y/o consolidación. LAB En caso de neumonía pueden presentar leucocitosis.
Costocondritis	Dolor torácico relacionado con movimientos respiratorios. Remisión de dolor con analgesico.	Dolor a la digitopresión a nivel costoesternal.	Estudios de gabinete usualmente normales.
Ataque de pánico	Personalidad tipo A. Antecedente de eventos previos.	Exploración fisica normal. Pueden presentar hipertensión arterial.	Estudios de gabinete normales.
Colecistitis	Hx de litiasis biliar y/o cólicos biliares. Dolor hipocondrio derecho lancinante	Exploración física puede haber fiebre. Dolor a palpación de abdomen superior.	USG de vias biliares Murphy ultrasonográfico +. Engrosamiento de

	y persistente	Signo de Murphy +.	pared de la vesícula biliar más de 5mm.
ERGE/Gastritis	Hx de dispepsia, pirosis, asociado a consumo de alimentos irritantes. Disminuye con farmacos como omeprazol.	Exploración física usualmente normal.	ECG normal. Endoscopía alta con presencia de esofagitis por reflujo y/o hernia hiatal. Presencia de gastritis erosiva.
Esófago de Cascanueces	Hx de disfagia, dolor retroesternal súbito usualmente asociado a consumo de alimentos. Disminuye o remite con la administración de nitratos.	Exploración física normal.	Endoscopía alta. Realización de manometría esofágica con fin diagnóstico.
Miocardiopatía Takotsubo	Usualmente mujeres en etapa posmenopáusica con cuadro de dolor precordial que suele ser indistinguible del síndrome coronario agudo.	Exploración física puede variar de ansiedad, diaforesis hasta datos francos de falla cardiaca.	ECG pueden presentar elevación de ST usualmente en V1-V3 en 95%. ECO Hipocinesia o acinesia en segmento medio y apical del ventrículo izquierdo. Angiografía es el estudio para descartar enfermedad coronaria.
Sindrome de Brugada	Usualmente pacientes jovenes (más común en asiático) que presentan síncope o paro cardiaco sin enfermedad cardiaca estructural. Usualmente asintomática.	La exploración física usualmente de normal a muerte súbita.	ECG tiene 3 patrones con elevación de ST en V1-V3, en silla de montar. El tipo 1 tiene el patrón de aleta de tiburón. Diagnóstico con Inducción de arritmias con bloqueadores de canales de sodio y estudio electrofisiológico.

Electrocardiogramas

Una de las herramientos de gabinete que son de gran improtancia en el abordaje de precordalgia es el electrocardiograma, ya que puede ser tan útil como para llegar a iniciar trombolisis en síndrome coronario con elevación persistente de ST o como para orientar el diagnóstico a síndrome coronario agudo sin elevación de ST, embolismo pulmonar o pericarditis.

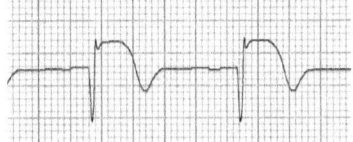

1. Imagen de infarto agudo del miocardio con elevacion de ST con presencia de onda Q patológica, además de elevación de ST en domo convexo ⌐

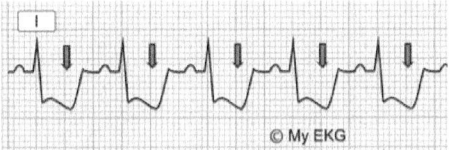

2. Imagen de Síndrome coronario agudo sin elevación de ST, se observa depresión del segmento ST.

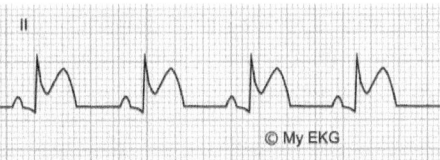

3. Imágen de pericarditis con depresión de PR, y elevación de ST con domo cóncavo ⊔

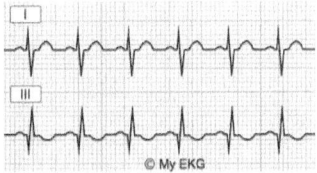

4. ECG en paciente con embolismo pulmonar con patrón de Mc Ginn White   S1 Q3 T3

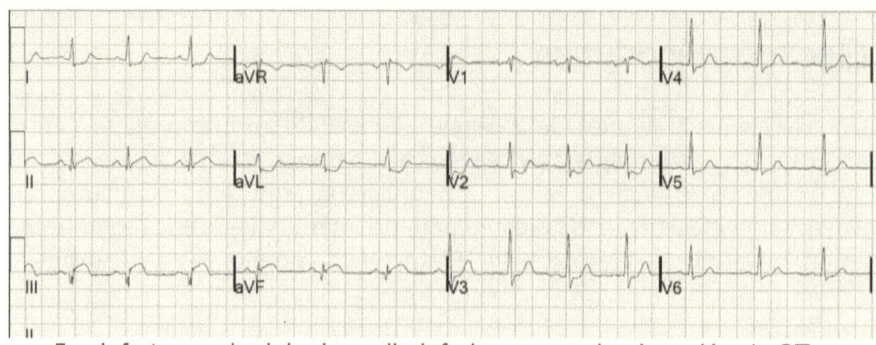

5. Infarto agudo del miocardio inferior, vemos la elevación de ST en DII, DIII y AVF, que son derivaciones que corresponden a cara inferior. Observese onda Q patológica.

FALLA CARDIACA

La falla cardiaca se desarrolla cuando el corazón por medio de una anomalía funcional y/o estructural, falla en su función como bomba, de tal manera que no abastece las necesidades metabólicas de los tejidos o es capaz de hacerlo pero con incremento de las presiones de llenado diastólico. La presentación clinica de falla cardiaca puede confundirse con múltiples enfermedades que requieren ser descartadas, inclusive muchas de ellas pueden estar sobrepuestas.

Enfermedad	Historial/Síntomas	Hallazgos físicos	Gabinete diferencial
Falla cardiaca diastólica	Usualmente sexo femenino, adultos maduros, obesidad, Hx de hipertensión arterial cronica. Disnea de esfuerzos, tos y disnea paroxística nocturna y ortopnea. Usualmente	Ingurguitación yugular, ruidos cardiacos con S4 (TA-ra--rum), derrame pleural usualmente bilateral hepatomegalia, ascitis, edema bimaleolar en miembros pélvicos.	Rx tórax usualmente normal. En caso de falla cardiaca exacerbada datos de edema pulmonar y edema intercisural. Derrame pleural usualmente bilateral. ECG hipertrofia ventricular. ECO

	sintomas de falla cardiaca derecha.	En caso de exacerbación de la falla cardiaca estertores pulmonares e hipoxemia.	FEVI conservada (>40%). Hipetrofia concéntrica del ventrículo izquierdo. Doppler incremento de la presión telediastólica ventricular. LAB BNP elevado.
Falla cardiaca sistólica	Usualmente sexo masculino, adultos mayores, Hx de cardiopatía isquémica o uso de fármacos cardiotóxicos (Ejem. Antracíclicos) o consumo de alcohol. Disnea de esfuerzo, disnea paroxistica nocurna y ortopnea.	Ingurguitación yugular, ruidos cardiacos con S3 (tum--ta-RA), en caso de dilatación importante soplo de insuficiencia mitral. derrame pleural usualmente bilateral, Hepatomegalia, ascitis y edema bimaleolar es menos frecuente que en falla diastólica. En caso de exacerbación de la falla cardiaca estertores pulmonares e hipoxemia.	Rx tórax con cardiomegalia. En caso de falla cardiaca exacerbada datos de edema pulmonar, edema intercisural. Derrame pleural usualmente bilateral. ECG hipertrofia ventricular puede haber FA estructural. ECOC FEVI reducida (<40%). Dilatación excéntrica ventricular. LAB BNP elevado.
Enfermedad renal crónica	Hx de enfermedades crónicas como DM o hipertensión arterial de larga evolución. Astenia, adinamia, hiporexia, prurito, nauseas, disnea, diarrea.	Fascies renales, escarcha urémica, pulmonar pueden integrar derrame pleura usualmente bilateral, edema generalizado. Pueden estar presentes equimosis y/o petequias por disfunción plaquetaria.	LAB incremento de azoados, Puede haber hiperkalemia, hipocalcemia, hiperfosfatemia. Anemia. Depuración de creatinina disminuida. USG renal con presencia de perdida de relación corteza médula y/o atrofia renal
Síndrome nefrótico	Puede haber o no Hx de DM o hipertensión. Relacionada con	Edema bipalpebral importante, edema generalizado anasarca, integran	LAB usualmente sin hiperazoemia aunque su presencia no la descarta,

	algunas infecciones como VIH, Hepatitis virales o enfermedades autoinmunes como Lupus eritematoso generalizado. Pueden presentar disnea, incremento importante de peso, micción espumosa.	derrame pleural bilateral, ascitis. Alto riesgo a presentar trombosis venosa profunda y procesos infecciosos.	Hipoalbuminemia (<2.5gr/dl), hiperlipemia, proteinuria (≥3gr/24hr). USG temprano con riñones usualmente de tamaño normal y requieren biopsia para determinar diagnóstico etiológico.
Cirrosis hepática	Hx de consumo de alcohol (≥30gr/dia en hombres o ≥20gr/dia en mujeres durante 10 años) o de hígado graso no alcohólico. Hx de infección por hepatitis viral principalmente tipo C o B. Puede haber inversión ciclo sueño vigilia, alteraciones del estado mental, hematemesis y/o melena, distensión abdominal.	Puede haber tinte ictérico, hipertrofia parotidea datos de Silvestrini Corda (pérdida de vello axilar y púbico, ginecomastia, hipotrofia gonadal), ascitis, red venosa colateral abdominal, hígado nodular, esplenomegalia, puntos rubi, arañas vasculares, equimosis, hipotrofia tenar e hipotenar, asterixis.	LAB. hipoalbuminemia, tiempos de coagulación prolongados, hipocolesterolemia e hipoglucemia. Hiperamonemia. Puede haber trombocitopenia e hiperbilirrubinemia, usualmente las enzimas hepáticas normales (incrementan con hepatitis activa o la ictericia con enfermedad avanzada). USG higado nodular y pequeño, esplenomegalia, ascitis con GASA ≥1.1. Endoscopia alta várices esofágicas..
Síndrome de distrés respiratorio agudo	Hx de enfermedad grave sin origen cardiaco (sepsis, pancreatitis, trauma, Mendelson...). Idiopática es sindrome de Hamman Rich. Presentan disnea,	Usualmente requieren Ventilación invasiva con PEEP altos, exploración pulmonar puede o no haber estertores. La presentación clínica depende de	Distensibilidad pulmonar disminuida, hipoxemia sin respuesta a FIO2 al 100%. Rx tórax con opacidades bilaterales y persistentes (si mejoran con presión

	dificultad respiratoria. Hipoxemia refractaria.	la enfermedad inicial.	positiva orientan a origen cardiaco). LAB gasometría hipoxemia con incremento de Shunts, PaO2/fiO2 <300. Descartar origen cardiaco (ECO, BNP...).
Tamponade cardiaco	Hx de trauma torácico, pericarditis, disección aórtica, PQx de cirugía cardiaca, enfermedades autoinmunes (ejem. lupus eritematoso sistémico), hipotiroidismo. Presencia de disnea.	Ingurguitación yugular, ruidos cardiacos amortiguados e hipotension (triada de Beck), pulso paradojico. Signo de Kussmaul que es aumenta de presion venosa a la inspiración. Puede haber hepatomegalia y edema de miembros inferiores.	ECG alternancia eléctrica y bajo voltaje en todas las derivaciones. Rx tórax con presencia de silueta cardiaca en garrafa. ECO derrame pericárdico o pericarditis constrictiva con alteraciones en el llenado durante la diástole o fisiología de tamponade.
Neumótorax/ Hemótorax a tensión	Hx de trauma toracico, cirugia de torax o colocación de accesos venosos subclavio o yugular. Presencia de tos, disnea, trepopnea. Requiere abordaje emergente y es suficiente el historial clínico y los hallazgos físicos para toma de desiciones.	Hipotensión arterial, inguirguitación yugular, Hipoxemia. Disminución o ausencia de entrada y salida de aire en hemitórax afectado, sindrome de derrame pleural (matidez) o neumotórax (hiperresonancia), ademas de incremento de volumen de hemitórax afectado.	Rx torax hiperclaridad de hemitórax afectado (neumotórax) o opacidad generalizada (hemótorax), con desplazamiento contralateral de la columna de aire traqueal y mediastino.
Hipertiroidismo/ Enfermedad de Graves	Más común en sexo femenino, con antecedente de ansiedad, agitación, palpitaciones, pérdida de peso,	En enfermedad de Graves, exoftalmos, retracción palpebra, y dermatopatía de Graves usualmente en región pretibial.	LAB. incremento de T3 y T4, en caso de hipertiroidismo primario supresión de la TSH. Para diagnóstico preciso

	temblor, intolerancia al calor, diarrea. Debilidad muscular predominio proximal.	Taquicardia, hipertensión predominio sistólico, temblor fino, piel húmeda y caliente, peristaltismo incrementado, hiperreflexia, onicopatías.	se requiere medición de anticuerpos contra TSH, anti MPO y anti tiroglobulina. Ademas de gamagrafía tiroidea.
Hipotiroidismo	Hx de astenia, adinamia, bradipsiquia, bradilalia, intolerancia al frio, resequedad de piel, caida de cabello, en caso de hipotiroidismo severo mixedema, estreñimiento, debilidad pedominio distal.	Sequedad de piel, perdida de la cola de la ceja, bradicardia, hipertensión de predominio diastólico, puede haber derrames pleurales, edema generalizado por mixedema, hiporreflexia, onicopatias.	LAB. Disminución de T3 y T4, en caso de hipotirodismo primario elevación de TSH. Se requiere medición de anticuerpos anti MPO y anti tiroglobulina. Puede haber hipercolesterolemia y anemia cronica.
Asma exacerbación	Hx de enfermedad respiratoria desde la infancia, atopia. Reversión de espasmo con broncodilatadores de rescate. Predominio de síntomas, tos, disnea, sibilancias matutino y nocturno.	Exploración pulmonar con sibilancias audibles a distancia, prolongación de la fase espiratoria, hiperresonancia pulmonar, auscultación con sibilancias de predominio espiratorio. En caso de exacerbación grave puede haber pulso paradójico.	Rx torax. Hiperclaridad pulmonar, rectificación de arcos costales y diafragmas abatidos, corazón en gota. LAB puede haber leucocitosis en caso de exacerbación infecciosa, eosinofilos en secreción bronquial. Espirometria con patrón obstructivo con mejoría de VEF1 del 12% y 200ml con albuterol o mejoría en flujometria mayor del 20%.
EPOC exacerbación	Hx de consumo de tabaco, exposición a humo de leña u otros productos irritativos	Exploración depende si es abotagado azul (predominio	Rx tórax con datos de hiperinsulación, rectificación de arcos costales, puede

	inhalados. Presencia de disnea, tos cronica predominio matutino (Mayor de 3 meses) expectoración, puede o no haber sibilancias audibles.	bronquítico crónico) o soplador rosado (predominio enfisematoso). Abotagado azul es pletórico, obeso, cianótico, hipercapnico y el enfisematoso, hiperémico, marasmático e hipoxémico.	haber datos de bronquiectasias. LAB leucocitosis en caso de exacerbación infecciosa, neutrofilos en secreción bronquial. Espirometría patrón obstructivo sin mejoria de VEF1 o de la flujometría con albuterol.
Embolismo pulmonar	Fx de riesgo para tromboembolismo. Disnea, tos, dolor torácico pleurítico, hemoptisis.	Pueden tener a la presentación dificultad respiratoria, hemoptsis y datos de trombosis venosa profunda en miembros pélvicos (25%). Estado hemodinámico de normal a choque.	LAB dímero D elevado, BNP puede estar elevado. ECO datos indirectos de embolismo pulmonar, o presencia de trombo intracavitario. TAC de torax presencia de obtrucción de arteria(s) pulmonar(es).

ECG, ECOC y Rx de tórax

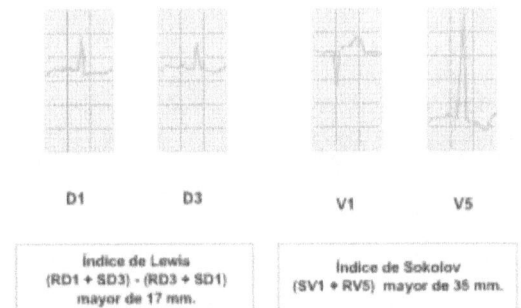

D1   D3   V1   V5

Índice de Lewis
(RD1 + SD3) - (RD3 + SD1)
mayor de 17 mm.

Índice de Sokolov
(SV1 + RV5) mayor de 35 mm.

1. Criterios de Sokolow Lyon y Lewis para evaluar hipertrofia ventrículo izquierdo.

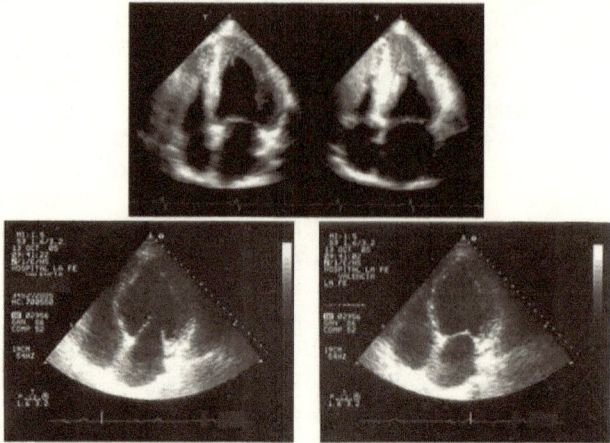

2. Ecocardiografia de paciente con falla cardiaca diastólica (hipertrofia concéntrica del ventrículo izquierdo) y falla cardiaca sistólica (hipertrofia excéntrica del ventrículo izquierdo).

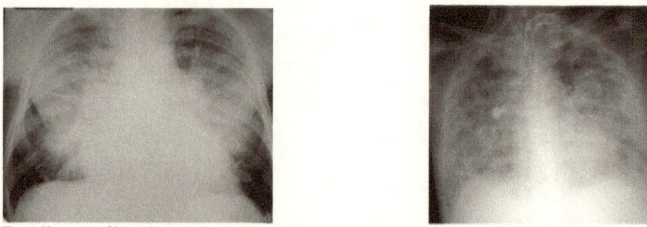

3. Radiografía de edema pulmonar cardiogénico (edema intercisural, alas de mariposa y líneas de Kerley) y Síndrome de distrés respiratorio agudo (Opacidades bilaterales).

ARRITMIAS CARDIACAS

El electrocardiograma es una herramienta útil para valorar diferentes condiciones clínicas, muchas de ellas requieren abordaje rápido y tratamiento, tal es el caso de las arritmias cardiacas. Reconocer las diferentes arritmias nos permiten llevar un pronto abordaje, conocer condiciones letales como la fibrilación ventricular o taquicardia ventricular, o revertir taquicardia supraventricular que pueden inestabilizar hemodinámicamente a un paciente.

Enfermedad	Historial/Síntomas	Hallazgos físicos	Gabinete diferencial
Taquicardia sinusal	La más comun de las taquicardias supraventriculares (TSV), no patológica. Usualmente ocasionada por condición de estrés o enfermedad grave.	Depende de la enfermedad de fondo, una de las condiciones más común es la fiebre por sepsis. Respuesta a adenosina con disminución transitoria de frecuencia cardiaca.	ECG las ondas P preceden del QRS. La frecuencia cardiaca usualmente no excede de 220-edad.
Fibrilación auricular (FA)	TSV patológica más común. Fx de riesgo adulto mayor, masculino, hipertensión y enfermedad cardiaca. Si es crónica usualmente asintomática, si es aguda puede ocasionar palpitaciones y disnea.	En caso de FA de respuesta rápida, puede haber datos clínicos de falla cardiaca. La FA se divide en aguda, paroxística, persistente y permanente. Presenta pulsos irregulares. Disminución de la frecuencia cardiaca transitoria a adenosina.	ECG Sin ondas P, por ser múltiples ondas eléctricas simultaneas caóticas (ondas f). QRS irregularmente irregulares.
Flutter auricular	Es la 2da causa más común de taquicardia supraventricular patológica, resultante de un circuito de reentrada a nivel de la válvula tricuspide. Antes conocida como aleteo auricular.	Puede estar asintomático a presentar datos clínicos de falla cardiaca dependiendo del contexto del paciente. Pulsos regulares. Disminución transitoria de la	ECG ritmo regular organizado. Frecuencia atrial 280-300 (Ondas F) ¨dientes de sierra¨ usualmente con conducción 2:1, lo que resulta frecuencia ventricular de 140-150.

		respuesta ventricular con uso de adenosina.	
Taquicardia de reentrada del nodo atrioventricular (AV)	TSV común, de inicio abrupto. Circuito anómalo que afecta nodo AV y tejido atrial, paralelo a válvula tricúspide. Usualmente en personas mayores de 20 años de edad asociado a algun descadentante (Ejem. Cafeina) Pueden presentar palpitaciones, disnea, dolor torácico.	Exploración física pueden presentar abombamiento yugular (*"frog sign"*). Presentan pulsos regulares. Pueden tener estabilidad o inestabilidad hemodinámica. Respuesta a la adenosina√ con terminación de la taquicardia.	ECG Tiene circuito lento y rápido, ocasionado excitación de reentrada. Se estimula al mismo tiempo auriculas y ventrículos por lo que no se ve onda P, y ocasionalmente puede verse en V1 posterior a QRS.
Taquicardia de reentrada reciproca AV	Menores de 20 años más frecuentemente en niños. Inicio abrupto. Es ocasionada por banda de musculatura que pasa sobre la zona de aislamiento válvular entre las aurículas y ventrículos. Pueden conducir anterógrado Wolff Parkinson White (WPW) o retrógrado. Pueden presentar palpitaciones.	Exploración física usualmente normal. Pueden presentar taquicardia con pulsos regulares. Respuesta a la adenosina√ con terminación de la taquicardia.	ECG si presenta complejos estrechos es ortodrómico. Si presenta ondas Delta es WPW. El ritmo regular ancho es antidrómico, debido a que va de la banda muscular al sistema AV.
Taquicardia atrial	Ocasionada por microentradas de focos autonómicos. Difícil de distinguir. puede ser de	Exploración física usualmente normal, pero pueden	ECG Antes de estabilizarse la taquicardia atrial ocurren periodos repetitivos. Cuando esta muy rapida pueden estar

	asintomatica hasta ocasionar sintomatología como palpitaciones, disnea.	presentar datos de inestabilidad hemodinámica. Terminación de taquicardia con adenosina en 60-80%.	encubiertas por las ondas T.
Taquicardia atrial multifocal	Es mucho menos común, inicio gradual y suele relacionarse a condiciones estresantes como hipoxia, incremento de presión atrial o uso de teofilina. Puede presentar disnea, palpitaciones.	La exploración física va de normal a datos de inestabilidad hemodinámica. Sin respuesta a la adenosina.	ECG múltiples estimulaciones atriales con diferentes morfologias de ondas P (se requieren 3 diferentes para el diagnóstico).
Contracciones atrial prematuras	Es común y no se consideran en la clasificación de TSV, se origina de foco auricular. Puede ser relacionada a condiciones de estrés.	La hallazgos físicos dependeran de la condición precipitante. Sin respuesta a la adenosina.	ECG similar a la taquicardia atrial, con la diferencia de que esta condición presenta ritmo irregular.
Taquicardia ventricular sostenida (TV)	Hx de condicionante que promueve arritmias cardiacas (alteraciones electrolíticas, estructura o isquémia miocárdica). Pueden presentar palpitaciones, síncope, ansiedad, dolor torácico hasta muerte súbita.	La exploración física pueden presentar desde inestabilidad hemodinámica, hasta muerte súbita (taquicardia ventricular sin pulso)	ECG presencia de QRS complejos anchos continuas sin onda P. Se trata con cardioversión o desfibrilacion de acuerdo a contexto clínico.
Taquicardia ventricular no sostenida	Hx de condicionante que promueve arritmias cardiacas (alteraciones	La exploración física pueden presentar desde estabilidad	ECG presencia de QRS de complejo anchos que no se mantienen continuos y revierten a sinusal en diferentes

	electrolíticas, estructura o isquémia miocárdica). Pueden presentar palpitaciones, síncope, ansiedad, dolor torácico.	hasta inestabilidad hemodinámica	periodos.
Torsades de pointes	Una forma poco común de taquicardia ventricular polimórfica, se asocia a antecedente de síndrome de QT alargado (≥600mseg). congénito o adquirido (electrolitos). Pueden presentar palpitaciones, síncope.	Exploración física puede variar de normal hasta falla cardiaca, e inculsive muerte súbita en su primer episodio.	ECG TV polimórfica, caracterizada por cambio gradual en amplitud y torsión de los complejos QRS alrededor de la línea isoeléctrica.
Extrasístoles ventriculares	Es un impulso ectópico distal al haz de His. Hx de alteraciones electrolitos, enfermedad estructural cardiaca o isquémica. Sintomatología puede ser de asintomática, palpitaciones, dolor torácico atípico y usualmente sensación de pausa más que latido extra.	Exploración física puede ser de normal hasta inestabilidad hemodinámica.	ECG complejos QRS amplios y bizarros, sin onda P, Onda T opuesta a QRS, la pausa compensatoria es común. Si se origina de ventrículo izquierdo imágen de bloqueo de rama derecha y lo contrario si es derecho el foco ectópico.
Extrasistoles supraventriculares	Hx de enfermedad cardiaca, o estresores. Usualmente asintomática.	Exploración fisica usualmente normal o relacionda con la enfermedad	ECG presencia de complejos QRS de complejos estrechos fuera del ritmo normal con pausa compensatoria.

		asociada.	![ecg small trace]
Ritmo idioventricular acelerado	Hx de ciertas condiciones como isquémia reperfusion miocárdica (criterio de arritmia por reperfusión), toxicidad por digoxina o cardiomiopatía. Pueden presentar síntomas de precordalgia isquémica.	Exploración física puede ser normal, pueden presentar ondas venosas ´a´ en cañon por disociación atrioventricular. Puede haber estabilidad o inestabilidad hemodinámica.	ECG ritmo ventricular ectópico reforzado, con al menos 3 latidos ventriculares, mas rápidos que el ritmo ventricular intrínseco y más lento que la taquicardia ventricular.
Fibrilacion ventricular	Hx de enfermedad coronaria, puede ser la presentacion de infarto agudo del miocardio o miocardiopatías. Puede asociarse a alteraciones metabólicas y/o electrolítcas.	Exploración física, paciente en paro cardiaco, ausencia de pulso, muerte súbita.	ECG exitación miocardica desorganizada de alta frecuencia de origen ventricular.

Electrocardiogramas

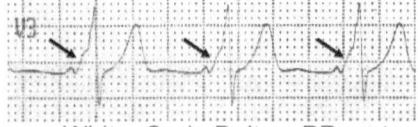

1. Wolff Parkinson White. Onda Delta y PR corto

2. Algoritmos y reglas usadas para distinguir entre taquicardia ventricular de la supraventricular.

Ancho de QRS: Un complejo QRS mayor de 120msec define una taquicardia de complejos anchos. Si el intervalo entre onda R y onda S es mayor de 100msec, aumenta la probabilidad de que sea una taquicardia ventricular.

Ritmo regular: Un intervalo RR irregular es sugestivo de taquicardia supraventricular.

Disociación entre frecuencia ventricular y atrial: Un intervalo RR que es más corto que el intervalo PP es una marcador de taquicardia ventricular. Pero en ocasiones identificar la P es todo un reto y en ocasiones imposible

Patrón morfológico QRS: Los QRS atípicos se observan mas en taquicardia ventricular, y aquellos patrones que semejan mas bloqueos de rama izquierda o derecha, es más probable que sea supraventricular. Concordancia en QRS en derivadas precordiales con la misma relación R:S, es altamente específico para taquicardia ventricular.

Morfología de Bloqueo de rama derecha   Morfología de Bloqueo de rama izquierda

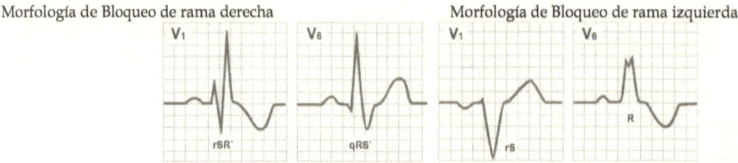

ESTENOSIS E INSUFICIENCIAS VALVULARES

Uno de los más grandes retos en la medicina interna y cardiología es la identificación apropiada de soplos cardiacos por medio de la auscultación. Estos ruidos anormales con la consideración adecuada del contexto clínico y el momento del soplo a lo largo del ciclo cardiaco puede orientarnos a la presencia de insuficiencia, estenosis o doble lesión valvulares.

Enfermedad	Historial/Síntomas	Hallazgos físicos	Gabinete diferencial
Estenosis valvular aórtica	Etiología múltiple; degenerativa, postinflamatoria, válvula bicúspide, unicomisural e hipoplasia. Triada de angina, falla cardiaca y síncope.	Hallazgos físicos, *pulsus alternans*, ruidos cardiacos S4, soplo sistólico foco aórtico. Puede presentar fenomeno de Gallavardin (irradiación hacia ápex).	Fonocardiograma soplo sistólico crescendo-decrescendo en foco aórtico con irradiación a cuello. Se acentúa con el cambio de posición de pie a decubito supino, elevación de las piernas y maniobra de

			sentadillas.
Estenosis valvular mitral	La causa más común es fiebre reumática, usualmente décadas después de la carditis. Otras causas menos comunes como carcinoides, LES, AR, Mucopolisacaridosis, enfermedad de Fabry, etc. Área valvular normal 4-6cm2. Disnea, Fibrilación auricular y hemoptisis.	Exploración física fascies mitrales, soplo diastólico con S1 grave, chasquido de apertura. Fenómeno de Duroziez.	Fonocardiograma soplo diastólico foco mitral sin irradiación con chasquido de apertura. *Onomatopeya de Duroziez* "Ru fu ta ta".
Estenosis valvular de arteria pulmonar	Obstrucción de tracto de salida de ventrículo derecho, puede ser valvular, subvalvular o supravalvular. Suele ser congénita y presentar síntomas en adulto. Puede haber cianosis disnea, dolor toracico.	Puede haber falla cardiaca en caso de estenosis severa. Soplo sistólico con click que varia con la respiración y es mas grave en espiración.	Fonocardiograma, soplo sistólico crescendo-decrescendo en foco pulmonar a nivel de 1-3er espacios intercostales en el borde esternal izquierdo. Puede irradiar hacia campos pulmonares posteriores.
Estenosis valvular tricuspidea	Usualmente secuela de fiebre reumática y suele acompañarse de afectación mitro aortica. Otras son congénitas, metabólicas enzimáticas y endocarditis. Puede haber disnea, fatiga.	Los hallazgos pueden ser con falla cardiaca. Onda venosa "a" en cañon. Soplo diastólico predominio en región xifoidea incrementa con la inspiración.	Fonocardiograma soplo diastólico en región xifoidea y borde esternal izquierdo, puede tener un chasquido de apertura e incremento con maniobra de inspiración.

	Puede presentarse con FA y flutter auricular.		
Insuficiencia valvular aórtica	Incompentencia de la válvula aórtica. Causas congenitas como válvula bicúspide o adquiridas como fiebre reumática, endocarditis, reumatológica, degenerativa, traumática o quirúrgica. La severidad de síntomas de falla cardiaca dependen si es aguda o crónica.	En insuficiencia aguda puede haber datos de falla cardiaca o choque cardiogénico. Presentan soplo diastólico. Presentan presión de pulso amplio o de martillo en agua. Pulsioxímetro ausencia de muesca dicrótica.	Fonocardiograma soplo diastólico en decrescendo y se escucha mejor con el paciente inclinado hacia adelante en espiración a nivel del foco aórtico con irradiación hacia mesocardio. Se debe hacer en habitación en silencio y es el soplo más subdiagnosticado.
Insuficiencia valvular mitral	Flujo reverso anormal de ventrículo izquierdo a aurícula izquierda. Las causas más comunes es prolapso de valvular, enfermedad reumática, endocarditis, calcificación anular, cardiomiopatía e isquémia. Los síntomas dependen si es crónica o aguda.	Los hallazgos físicos dependen si es insuficiencia aguda (como en infarto agudo) o crónica. Pueden desarrollar FA. Soplo holosistólico predominio en ápex irradiación a axila o subescapular.	Fonocardiograma soplo sistólico continuo foco mitral con irradiación a región axilar. Aumenta con cambio de posición de pie a decubito, con cierre de puños, con elevación de miembros pelvicos y maniobra de sentadillas.
Insuficiencia valvular tricuspidea	Puede ser ocasionado por un problema primario o valvular (reumatico estenosis-insuficiencia, endocarditis, anomalia congénita de Ebstein) o por	Exploración puede haber ictericia por hígado congestivo, con ingurgituación yugular y onda ¨v¨ prominente. Soplo holosistólico en foco tricuspideo. Puede presentar datos de	Fonocardiograma soplo holosistólico más fuerte en el 4to espacio intercostal paraesternal, aumenta durante la inspiración, reduce intensidad en posición de pie o maniobra de valsalva.

	dilatación cardiaca. Disnea de esfuerzo, ortopnea.	falla cardiaca derecha.	

Focos de auscultación cardiaca

Foco aórtico: Segundo espacio IC derecho en el borde esternal.
Foco pulmonar: Segundo espacio IC izquierdo en borde esternal.
Foco tricuspidea: cuarto espacio IC izquierdo en el borde esternal inferior
Foco mitral: Quinto espacio IC izquierdo línea media clavicular

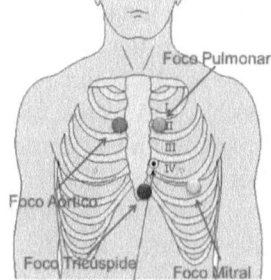

1. Los focos de auscultación cardiaca tiene la finalidad de localizar en que área anatómica es posible escuchar con mayor claridad los diferentes fenómenos sonoros de las válvulas cardiacas.

Neumología

EPOC

La Enfermedad pulmonar obstructiva crónica (EPOC) es la tercera causa de muerte en paises desarrollados. Los pacientes usualmente presentan síntomas de bronquitis crónica y enfisema pulmonar, aunque puede haber una sobreposición con asma. En términos generales la definición es una enfermedad progresiva caracterizada por la limitación de flujo de aire en vias respiratorias bajas (VEF1/CVF <0.70), que no es completamente reversible con el uso de albuterol (salbutamol) y esta asociada a una respuesta inflamatoria anormal de los pulmones a partículas o gases inhalados nocivos.

Enfermedad	Historial/Síntomas	Hallazgos físicos	Gabinete diferencial
Enfisema pulmonar	Hx de índice tabáquico mayor de 10 y/o exposición a biomasa mayor de 100hrs año o inhalantes nocivos. Fenotipo de soplador rosado; pérdida de peso y disnea progresiva. Patológicamente incremento anormal de los espacios aéreos distales a los bronquiolos terminales.	Usualmente paciente marasmatico, sin cianosis, respiratorio con torax en tonel, hiperresonancia y puede presentar signo de Hoover. Puede compartir caracterisiticas con bronquitis crónica.	Rx de tórax con incremento de radiolucidez, rectificación de arcos costales, abatimiento diafragmático y corazón en gota. LAB hematocrito menor de 55%. Espirometria patrón obstructivo VEF1/CVF <0.70, reversión de limitación del flujo <12% con albuterol.
Bronquitis	Hx índice tabáquico mayor de 10 y/o exposición a biomasa mayor de 100hrs año o	Usualmente pacientes con obesidad, cianóticos, obnubilados. Pueden tener datos clínicos de	Rx torax con incremento de radiopacidades parahiliares, cefalización de flujo

crónica	inhalantes nocivos. Fenotipo de abotagado azul, cianosis, obnubilación. Se define como presencia de tos productiva durante 3 meses en 2 años consecutivos.	falla cardiaca diastólica. Puede compartir caracterisiticas con enfisema pulmonar.	y datos de hipertensión arterial pulmonar. LAB hematocrito mayor de 60%. e hipercapnea Espirometria patrón obstructivo VEF1/CVF <0.70, reversión de limitación del flujo <12% con albuterol.
Asma	Hx de atopia, usualmente inicio en la infancia y adolescencia. Presencia de rinitis, conjuntivitis o dermatitis alérgica. Sintomas de disnea, tos y sibilancias audibles a distancia predominio matutino o nocturno.	Fascies atópicas, exploración fisica, puede haber datos de dificultad respiratoria, espiración prolongada y sibilancias espiratorias en caso de presentar crisis asmática.	Rx torax con incremento de radiolucidez, diafragmas abatidos y corazón en gota. LAB eosinofilos en secreción bronquial. Puede haber hipercapnea y/o hipoxemia. Espirometria con patrón obstructivo con reversión del >12% de VEF1 con albuterol o Flujometria con variabilidad >20%.
EPOC sobreagregada a asma (ACOS)	Condición clínica difícil de determinar objetivamente, usualmente orientado de acuerdo a contexto clinico. Usualmente paciente con asma y via aerea remodelada. Durante exacerbación presenta disnea y sibilancias.	A la exploracion fisica puede haber datos de atopia. Durante exacerbacion presentan datos de dificultad respiratoria, puede haber signo de Hoover.	Usualmente no existe aun estudio definitivo que diferencie EPOC de ACOS. El contexto clínico y la adecuada respuesta a esteroides y broncodilatadores de rescate es orientador.
Bronquitis	Inflamación autolimitada de via aerea pulmonar de	Exploración física sin fiebre, Auscultación pulmonar usualmente	Espirometría puede presentar patrón obstructivo durante

aguda	gran calibre caracterizada por tos sin neumonia. Usualmente historial de infección viral principalmente o en algunos casos *B. pertussis, C. Pneumoniae* y *M. pneumoniae.* Tos persistente hasta 3-4 semanas.	normal pero puede haber roncus, no presencia de estertores ni egofonia. No sindrome de condensación.	el evento agudo, aun asi se debe dar seguimiento. La diferencia entre bronquitis crónica es que la bronquitis aguda es inflamación autolimitada y no persistente.
Embolismo pulmonar (TEP)	Fx de riesgo tromboembólico. Hx de embolismo pulmonar previo. Los pacientes con EPOC tienen riesgo alto de TEP por lo que aquellos pacientes con exacerbación sin una franca asociación infecciosa, se debe hacer escrutinio de TEP. Disnea, dolor torácico, hemoptisis, síncope.	Exploración física puede presentar estado hemodinámico de normal hasta en estado de choque. En caso de trombosis venosa profunda incremento del perímetro de miembro pélvico afectado con circunferencia hasta mayor de 3cm con respecto al no afectado.	LAB Dimero D elevado, ECG puede presentar Cor pulmonale agudo, aunque por su condición de neumopatía crónica disminuye especificidad. ECO datos indirectos de embolismo pulmonar. AngioTAC obstrucción de arteria(s) pulmonar(es).
Síndrome de distrés respiratorio agudo	Hx de enfermedad grave en la que se ha descartado origen cardiaco. Los síntomas dependen de la condición grave asociada. En caso de no tener ninguna asociación de enfermedad grave se le conoce Hamman Rich.	Exploración física usualmente paciente taquipneico, disneico, refractario a administración de oxigeno suplementario.	Baja distensibilidad pulmonar. Rx tórax opacidades bilaterales y persistentes (si mejoran con presión positiva orientan a origen cardiaco). LAB gasometría hipoxemia con incremento de Shunts, PaO2/fiO2 <300. Descartar origen cardiaco.
Fibrosis quística	Enfermedad multisistémica autosomica recesiva que afecta glándulas	Exploración fisica, pólipos nasales, pulmonar con dificultad respiratoria, esputo	LAB. Estudio genético o prueba de cloro en sudor ≥ 60mmol/L (40-

	exocrinas, que ocasionan principalmente infecciones pulmonares crónicas e insuficiencia pancreática. Usualmente diagnóstico temprano 6-8 meses de edad. Presentan tos crónica, disnea, sibilancias, pérdida de peso.	purulento, incremento del diametro anteroposterior, torax hiperresonanta. Puede haber cianosis y acropaquia. Puede haber distensión abdominal, hepatoesplenomegalia.	60mmol es indeterminada), insuficiencia exócrina pancreática. Espirometría patrón obstructivo no reversible. Rx torax puede haber hiperinsuflación, ensanchamiento peribronquilal y bronquiectasias principalmente en lóbulos superiores.
Deficiencia de alfa1 antitripsina	Enfermedad autosómica codominante que afecta la molécula alfa1 antitripsina. Inicio de sintomatología de tos, expectoración, disnea progresiva en menores de 45 años.	Exploración física, usualmente pacientes jovenes Incremento del trabajo respiratorio, pueden presentar tórax en tonel, hiperresonancia. Pueden tener estigmas de insuficiencia hepática crónica.	LAB. Niveles séricos de alfa1 antitripsina <80mgdl alto riesgo de enfisema pulmonar. Fenotipos y prueba funcional de alfa1 antiproteasa. Alteraciones en pruebas de función hepática. Rx torax y espirometria orientadoras para enfisema pulmonar.
Bronquiectasias	Poco común, usualmente secundaria a infeccion, consiste en distensión anormal y permanente de bronquios. Sintomas tos con expectoración mucopurulenta de meses a años y hemoptisis.	Pueden tener sinusitis y pólipos nasales. Auscultacion con roncus, sibilancias, estertores, acropaquias, cianosis.	Rx tórax con lucideces lineales, bronquios dilatados o quistes. TAC tórax signo del anillo de sello, relación de bronquio con vaso arterial mayor de 1.5, signo de riel de tranvia"", en quisticos puede haber apariencia panal de abeja.
Bronquiolitis	Condición rara. Afecta vía aerea de pequeño calibre.	Exploración física pueden presentar cianosis, pulmonar con	Espirometria patrón normal a obstructivo. Rx

obliterans	Usualmente antecedente transplante de órgano solido o de médula osea, ocupacional por sustancias inhaladas o autoinmunidad. Disnea progresiva con tos no productiva de semanas a meses.	estertores crepitantes y/o sibilancias.	tórax usualmente normal. TAC alta resolución en espiración atrapamiento aereo, atenuación en mosaico y vidrio despulido. Histopatología pared bronquial engrosada y fibrosis inflamatoria entre epitelio y capa muscular.
Enfermedad pulmonar intersticial	Engloba muchas enfermedades que afectan intesticio pulmonar que es un componente anatomico que participa en intercambio gaseoso. Causas conocidas son autoinmune, ó ocupacional (asbesto, silicio, proteina aviar), fármacos y radiación. Otras son de causa idiopática. Tos seca, disnea en reposo y esfuerzo. Inicialmente hipoxemia al esfuerzo.	Los hallazgos físicos pueden variar de acuerdo a enfermedad causante de enfermedad pulmonar intersticial (Ver con más detalle en apartado de neumopatias interticiales), exploración pulmonar con estertores finos en velcro predominio basal bilateral.	Rx tórax puede ser de normal a opacidades reticulares intersticial. TAC Alta resolución puede ser de gran utilidad diagnóstica, incluso en aquellos con Rx normal. Espirometría usualmente patrón restrictivo. Prueba de difusión DLCO <40%. LAB. Estudio de lavado bronquioalveolar es orientador. Biopsia pulmonar diagnóstico definitivo.
Neumonia	Hx de suceptibilidad a neumonia (niños, ancianos, inmunosuprimidos, alteraciones del estado de alerta o deglución, etc) inicio reciente de sintomatología con fiebre, tos con expectoración	Exploración física puede haber fiebre o hipotermia, exploración pulmonar depende de si presenta neumonia típica o atípica, usualmente integra sindrome de condensacion pulmonar (aumento de vibraciones vocales,	Rx torax con presencia de opacidad localizada en segmento o lóbulo pulmonar persistente, en caso de neumonia atipica patrón intersticial. TAC tórax proceso pulmonar ocupativo

	usualmente purulenta (seca en atipica) y ataque al estado general.	matidez o submatidez, estertores crepitantes o subcrepitantes, broncofonia, pectoriloquia afona.	alveolar o intersticial. LAB leucocitosis, leucopenia o bandemia. Cultivo de secreción bronquial con crecimiento bacteriano de microorganismos patógenos.

Rx, TAC de tórax y espirometrías

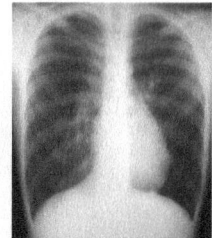

1. Rx de tórax en enfisema pulmonar. Se puede observar la radiolucidez generalizada, incremento y rectificación de espacios intercostales, diafragmas abatidos y corazón en gota.

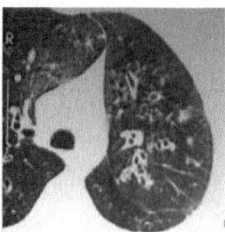

2. Bronquiectasias cilindricas con signo de anillo de sello, el diametro luminal de vía aerea mayor que el vaso adyacente.

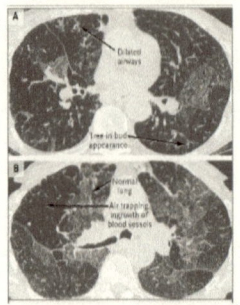

3. TAC alta resolución de bronquiolitis obliterante. Panel A durante inspiracion dilatacion de via area y en panel B durante espiración hiperlucidez en parche por atrapamiento aereo.

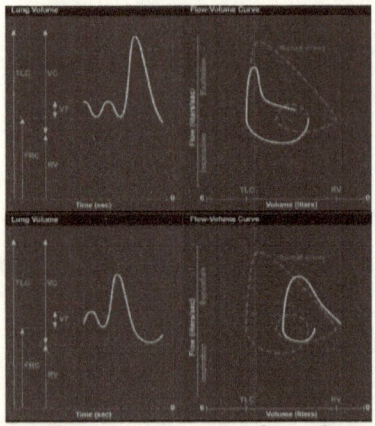

4. Espirometrias primera con patrón obstructivo observese la limitación del flujo (flow) que no permite la espiración inicial en el primer segundo de la mayoria del volumen de aire pulmonar inspirado, la segunda patrón restrictivo observese que no existe alteracion en flujo de aire, pero sin de la capacidad pulmonar total (TLC).

ASMA

Los pacientes con asma tienen presentación recurrente de dificultad respiratoria, opresión toracica, sibilancias y/o tos.

Los hallazgos físicos tipicos son sibilancias espiratorias, aunque en crisis asmática severa la pobre entrada de aire al tórax puede presentarse como un tórax silencioso.

El tratamiento se basa en estadios de acuerdo a síntomas. Los pacientes necesitan monitorizarse su flujo espiratorio máximo diariamente y estar alertas de signos de alarma para crisis severas.

Algunos pacientes pueden presentar un desarrollo progresivo e irreversible de enfermedad pulmonar crónica. El diagnóstico diferencial es importante para descartar cualquier condición que comprometa la vida.

Enfermedad	Historial/Síntomas	Hallazgos físicos	Gabinete diferencial
EPOC	Hx de índice tabáquico mayor de 10 y/o exposición a biomasa mayor de 100hrs año o inhalantes nocivos. Patologicamente incremento anormal de los espacios aereos distales a los bronquiolos terminales.	En caso de enfisema pulmonar usualmente fenotico soplador rosado. En caso de bronquitis crónica se observa abotagado azul. Pueden presentar signo de Hoover.	Rx tórax con incremento de radiolucidez, rectificación de arcos costales, abatimiento diafragmático y corazón en gota. Espirometria patrón obstructivo VEF1/CVF <0.70, reversión de limitación del flujo <12% con albuterol.
ACOS	Usualmente antecedente de enfermedad pulmonar crónica asma, que evoluciona a remodelación de la via aerea.	Usualmente paciente con datos clínicos que comparten características de asma y EPOC.	Rx tórax características de EPOC. Mayor grado de reversibilidad en espirometría con uso de albuterol que en el EPOC. Potencialmente responden mejor a esteroides.
Falla cardiaca	Hx de hipertensión arterial sistémica o antecedente de cardiopatía isquémica, hipotiroidismo o uso de fármacos cardiotóxicos o alcohol. Síntomas	Hallazgos físicos puede haber facies mitrales en caso de valvulopatía. Ingurgitación yugular, reflujo hepatoyugular, puede haber derrame pleural.	Rx tórax cardiomegalia y derrame pleural bilateral, BNP elevada. Ecocardiograma con presencia de remodelación concéntrica o

	disnea de esfuerzo, paroxística nocturna, ortopnea.	Tambien puede haber a nivel pulmonar sibilancias por edema pulmonar frustrado (antes asma cardiaco). Puede haber hepatomegalia, ascitis y edema bimaleolar.	excéntrica con o sin FEVI disminuida.
Embolismo pulmonar (TEP)	Factores de riesgo para embolismo como reposo, postQx o neoplasia maligna. Presencia de disnea súbita, síncope, dolor torácico pleurítico.	Exploración física puede haber taquinea, dificultad respiratoria hipoxemia, Hallazgos pulmonares usualmente normales pero puede haber derrame pleural unilateral o sibilancias en caso de embolismo diseminados.	ECG puede haber datos de cor pulmonale agudo. DImero D elevado, AngioTAC con presencia de defecto de llenado de arteria pulmonar o sus ramas. Alteración en gamagrafía ventilación perfusión. ECOC crecimiento de cavidades derechas, movimiento paradójico de septum y signo de Mc Connell.
Bronquitis aguda	Sintomatología inicio reciente no cumple criterios de cronicidad. Puede haber tos persistente durante 1 mes aproximadamente.	Exploración física pulmonar puede haber sibilancias y/o roncus.	Durante la fase aguda puede presentar patrón espirométrico obstructivo. Pero una vez remitida la inflamación se resuelve.
Neumonía	Fx de riesgo para neumonía: adultos mayores, ninos, inmunosupresión o riesgo de aspiración. Presencia de fiebre, escalosfrios, tos con o sin expectoración purulenta, disnea. En pacientes añosos	Exploración física puede presentar fiebre, pulmonar puede integrar sindrome de condensación pulmonar (Submatidez, matidez, pectoriloquia afona)	LAB leucocitosis, PCR o VSG elevado, Rx tórax con opacidades unilaterales o bilaterales de llenado alveolar o infiltrado intersticial en caso de neumonia atípica.

	pueden presentar delirium.	y puede complicarse con derrame paraneumónico.	
Obstrucción mecánica de los bronquios	Antecente de aspiración de objeto sólido. Antecedente de tumoración o edema a nivel de la via respiratoria o de ventilación mecánica y abundantes secreciones bronquiales que incrementa presiones picos. Presencia de disnea dificultad respiratoria, espiración prolongada, cianosis.	Exploración física puede haber dificultad respiratoria, tos, cianosis, estridor, exploración pulmonar sibilancias localizada en área bronquial unilateral de acuerdo al nivel de via aérea afectada.	Rx tórax puede observarse objetos extraños o bloqueo externo de la via áerea por tumoración o edema. En caso de ventilación mecánica se observa incremento de la presión pico sobre la meseta, autopeep.
Larigitis y traqueitis	La laringotraqueitis en más común en niños pequeños. Puede haber disfonía, afonía tos perruna con o sin expectoración.	Hallazgos físicos en caso de laringotraqueitis puede haber estridor.	Puede realizarse una observacion laríngea indirecta con espejo laríngeo y observarse edema en glotis. El diagnóstico es prácticamente clínico.
Disfunción de las cuerdas vocales	Es una aducción anormal de las cuerdas vocales durante todo el ciclo respiratorio principalmente inspiración. Presentan disnea, dificultad respiratoria que empeora con el uso de broncodilatadores y con la ansiedad.	Exploración física puede haber estridor laríngeo, sibilancias que pueden empeorar con uso de broncodilatadores tipo simpaticomiméticos.	Espirometría muestra limitación del flujo inspiratorio que sugiere obstrucción extrínseca (flujo inspiratorio aplanado). Laringoscopía directa o indirecta corrobora el movimiento paradójico.
Aspergilosis broncopulmonar alérgica	Es una reacción de hipersensibilidad eosinófilica en respuesta a múltiples hongos en especial a	Exploración fisica estertores silbantes o sibilancias de difícil control.	TAC en caso de aspergiloma puede observarse el signo de Monod. Test de reactividad cutánea o

	Aspergilius fumigatus. Más común en la 5ta y 6ta decada de la vida. Síntomas de asma refractarios o de difícil control.		presencia de IgE a *A. fumigatus*. Anticuerpos de precipitación o inmunoglobulina G a *A. fumigatus*. Inmunoglobulina E mayor de 1000kU/L.
Traqueomalacia	Flacidez de los cartilagos traqueales con ensanchamiento de la membrana posterior y reducción de calibre anteroposterior. La razón más común es por intubación prolongada, Presentan síntomas de disnea, disfonía, afonía.	Los hallazgos físicos pulmonar puede presentar estridor espiratorio que empeora con la posición en supino. Puede haber alteración morfológica torácica secundaria a traqueomalacia crónica.	Espirometría con aplanamiento de la rama inspiratoria Imagenología puede evidenciar disiminución del calibre de la traquea de manera dinámica mayor del 50%. Broncoscopía se obtiene el diagnóstico definitivo
Sindrome de samter	Antecedente de asma, presencia de pólipos nasales además de alergia o exacerbación de sintomatología con el consumo de aspirina.	Exploración física rinoscopia presencia de pólipos nasales. Puede haber sibilancias en campos pulmonares durante agudización de asma.	Rx torax presencia de datos que sugieren asma. El diagnóstico es clinico.
Bronquiolitis obliterans	Condición clínica que afecta a los bronquiolos. Hx de trasplante de órgano sólidos o médula ósea. Evolución de semanas a meses con disnea, tos no productiva y dificultad respiratoria.	Hallazgos a la auscultación puede haber estertores crepitantes o en velcro. A diferencia de asma esta enfermedad afecta bronquiolos de pequeño calibre.	Espirometría usualmente patrón obstructivo. TAC AR con atrapamiento aéreo. Histopatológico presencia de polipos intraluminales y/o inflamación subepitelial y estrechamiento fibrótico de bronquiolos.
Vasculitis eosinofilica	Hx de asma y síntomas constitucionales. Rinitis alérgicas,	Hallazgos físicos de sinusitis, rinoscopia con pólipos nasales, pulmonar	BH eosinofilia mayor de 10%. Puede haber afectacion renal y uronalsis con

	neuritis periférica. Puede haber síntomas gastrointestinales. Puede haber sindrome pulmón rinón.	puede haber sibilancias. Cutáneo puede haber púrpura palpable, livedo reticularis e isquemia digital. Puede haber urticaria.	sedimento activo. Serología PANCA. Imagenologia presencia de infiltrados pulmonares transitorios similares a neumonia eosinofílica.
Reacción anafiláctica y angioedema	Hx de alergia alimentaria o sustancia específicas, atopia. Síntomas disnea, náuseas, vómito, prurito. Comportamiento bifásico.	Hallazgos hipotension arterial, taquicardia, rash cutaneo, presencia de angioedema (edema tisular afectación cara, lengua, laringe, miembros torácicos y pélvicos).	Diagnóstico clínico. Niveles de triptasa usualmente normales.

Rx, TAC de tórax

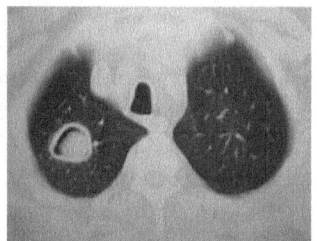

1. TAC de aspergiloma (Signo de Monod).

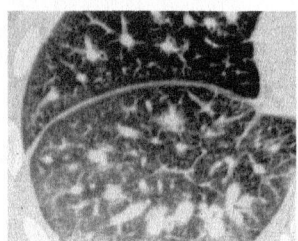

2. TAC de vasculitis eosinofílica (Opacidades en parche).

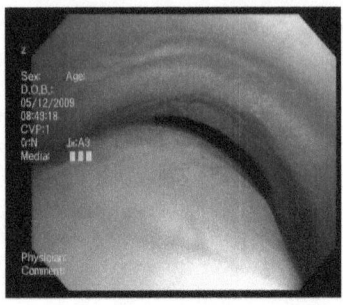

3. Broncoscopia de traqueomalasia (Obliteración traqueal mayor del 50% en espiración.

NEUMOPATÍA INTERSTICIAL

La neumopatía intersticial es una condición clínica de difícil abordaje debido a que existen mas de 100 enfermedades. Su presentación clínica es heterogenea pero comparten muchas cualidades clínicas, radiográficas y funcionales comunes con mayor afectación anatomopatólogico alveolointersticial que va desde inflamatoria granulomatosa hasta franca fibrosis.

La sospecha clínica es importante debido a que muchas veces está relacionada a enfermedades sistémicas autoinmunitarias además de que el abordaje ante la probabilidad de estas enfermedades pulmonares muchas veces es meritoria la realización de TACAR (TAC de alta resolución) ya que ocasionalmente estas enfermedades de manera incipiente no es posible evaluarse con una radiografía simple.

Enfermedad	Historial/Síntomas	Hallazgos físicos	Gabinete diferencial
Neumonia intersticial no específica	Se asocian más con enfermedades de la colágena vascular, por lo tanto los pacientes pueden tener	Puede haber signos sistémicos, lesiones cutáneas, artritis, en caso de que este asociada a aun	Mayor presencia de opacidades en vidrio despulido y ausencia de patrón en panal de abeja

	afectación cutánea, articular u otra manifestación sistémica.	enfermedad del tejido conectivo.	en TACAR (TAC de alta resolución) Presencia de autoanticuerpos de acuerdo a la enfermedad autoinmune asociada.
Neumonia criptogénica organizada	Antes conocida como neumonia organizada bronquiolitis obliterans, asociada a antecedente de infección o enfermedad de la colágena vascular. Puede haber manifestación sistemicas, rash, pérdida de peso, o síntomas articulares.	En caso de estar asociada con enfermedad sistémica vascular puede haber signos cutáneos o afectación articular con artritis.	Consolidación en parches, nódulos aislados, u opacidades reticulares en TACAR.
Neumonia intersticial aguda	Ocurre a lo largo de semanas en pacientes previamente sanos, con pródromos similares a influenza. Es muy rara y usualmente progresa a hipoxemia severa y falla respiratoria. Se conoce tambien como síndrome de Hamman Rich.	Exploración fisica usualmente normal, puede haber datos de dificultad respiratoria en caso de afectación importante.	Los estudios imagenológicos de tórax muestran patrón en vidrio despulido bilateral o un franco patrón de llenado alveolar difuso.
Enfermedad intersticial pulmonar asociada a bronquiolitis	Síntomas respiratorios similares a enfermedad pulmonar intersticial, asociada a personas con tabaquismo.	A la exploración física puede haber usualmente dificultad respiratoria.	Cambios nodulares finos difusos o reticulares en Rx tórax. Pruebas de función respiratoria con patrón combinado obstructivo y restrictivo.
Neumonia descamativa intersticial	Es muy rara, afecta mayormente a pacientes con tabaquismo. Es de evolución subaguda,	Puede tener una exploración física normal.	TAC AR con opacidades en vidrio despulido. Pruebas de función pulmonar con

	sin desarrollo de fibrosis.		patrón restrictivo.
Neumonia intersticial linfoidea	Usualmente asociada a síndrome de Sjogren, VIH o disproteinemia. Por lo que los síntomas encontrados depende de enfermedad de base.	En caso de asociarse a síndrome de Sjogren, puede presentar xerostomía y conjuntivitis sicca.	TACAR puede evidenciar opacidades en vidrio despulido, reticulación y quistes de paredes finas.
Enfermedad pulmonar intersticial asociada a enfermedad del tejido conectivo	Presentan anormalidades sistémicas, predominantemente piel como rash y articulaciones.	Los hallazgos físicos dependen de enfermedad sistémica asociada.	Puede haber menores cambios en TACAR típicos. Presencia de anticuerpos relacionados a enfermedad sistémica del tejido conectivo.
Fibrosis pulmonar asociado a drogas	Antecedente de uso de fármacos como amiodarona, nitrofurantoina, bleomicina.	Hallazgos físicos inespecíficos.	La TACAR y las pruebas de función pulmonar son inespecíficas.
Asbestosis	Antecedente de exposición a asbesto.	Los hallazgos físicos pueden ser normales, al menos que exista afectación pleural por ensanchamiento o derrame pleural. Puede haber estertores velcro.	Imágenes de tórax puede haber presencia de placas pleurales. Biospia puede presentar cuerpos ferruginosos.
Beriliosis	Historial de exposición a Berlilio en industrias aeronáuticas y nucleares.	Hallazgos físicos inespecíficos.	Prueba sérica o del lavado broncoalveolar con proliferación de berilio en linfocitos.
Silicosis	Enfermedad ocasionada por inhalación de silice. Antecedente de exposición minerias o canteras de granito. Síntomas respiratorios inespecíficos y alto	Hallazgos físico inespecíficos. Estertores pulmonares.	Histología similar a proteinosis alveolar. Patrones radiográficos como adenopatías en cascarón de huevo, patrones reticulares

	riesgo a infección por tuberculosis.		predominio lóbulos superiores o patrón radiográfico miliar.
Neumonitis por hipersensibilidad	Los síntomas respiratorios se asocian a una exposición específica a algún antígeno.	Hallazgos físicos inespecíficos. Exploración pulmonar con sibilancias y graznido (Squawk)	Presencia de anticuerpos IgG séricos contra el antígeno causal. TACAR con patrón de vidrio despulido. Lavado broncoalveolar predominio de CD8. Biopsia pulmonar puede presentar granulomas.
Sarcoidosis	Puede haber afectación extrapulmonar. Usualmente se ven afectados a edad mas jóvenes,	Hallazgos físicos, afectación sistémica, ocular, musculoesquelético, etc.	Puede haber signo de Garland por linfadenopatía en imagenología de tórax.
Histocitosis de células de Langerhans	Enfermedad muy rara. Pueden tener antecedente de tabaquismo y de neumotórax espontáneo.	Los hallazagos físicos pueden ser normales. Al menos que a nivel torácico presente neumotórax.	TACAR con enfermedad nodular y quística predominantmente de lóbulos superiores.
Linfangio-lehiomiomatosis	Es enfermedad rara. Afectación en mujeres premenopausicas. Pueden presentarse con neumotórax espontaneo.	Los hallazgos fisicos pueden ser normales, al menos que se presente con neumotórax espontaneo.	Imagenológico presenta quistes de pared delgada sobre los pulmones. Pruebas de funcion pulmonar con afectación mixta, obstructiva y restrictiva.
Fibrosis pulmonar idiopática	Condición rara, sin etiologia conocida, que progresa a lo largo de muchos años, puede asociarse al consumo de tabaco.	Los hallazgos físicos varian de normal hasta crepitos en velcro.	TACAR patrón reticular y puede haber patrón en panal de abeja. Pruebas de función pulmonar con patrón restrictivo.
	Con capilaritis o sin capilaritis, la primera	Puede haber franca hemoptisis, aunque	Diagnóstico diferencia a sx de

Hemorragia alveolar aguda	asociada a enfermedades autoinmunitarias, la segunda a exposición de farmacos como fenitoina o procesos infecciosos.	puede no haberla. En caso de asociarse a enfermedad sistémica, puede haber compromiso cutáneo o articular.	distrés respiratorio agudo. Disminución importante del hematocrito. Presencia de lavado broncoalveolar con macrófagos con hemosiderina. Prueba de el lavado con alicuotas es diagnóstica.
Proteinosis alveolar	Enfermedad rara, caracterizados por el llenado de los espacios alveolares con material flocular constituido por fosfolípidos y proteinas. Presencia de disnea progresiva y tos usualmente seca o escasa en esputo.	Puede haber estertores crepitantes finos, cianosis y acropaquias.	Anticuerpos contra GM-CSF (Factor estimulante de colonias de granulocitos y macrófagos). TAC de torax con patron imagenológico de "crazy paving".

Rx y TAC en neumopatía intersticial

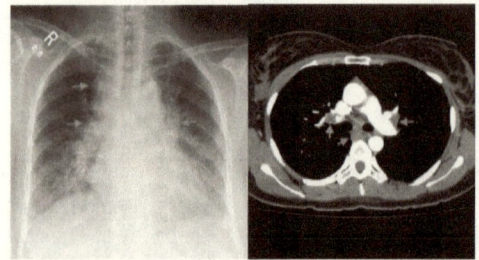

1. Rx y TAC de tórax. Triada de Garland sarcoidosis. Linfadenopatía paratraqueal derecha y parahiliar izquierda y derecha.

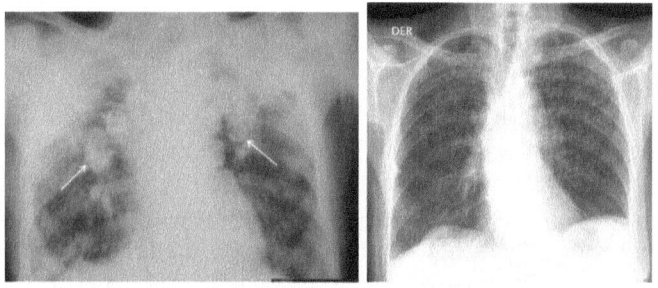

2. Silicosis pulmonar. Patrón de adenopatia en cascara de huevo y patrón miliar (Micronodulos de 1-3mm).

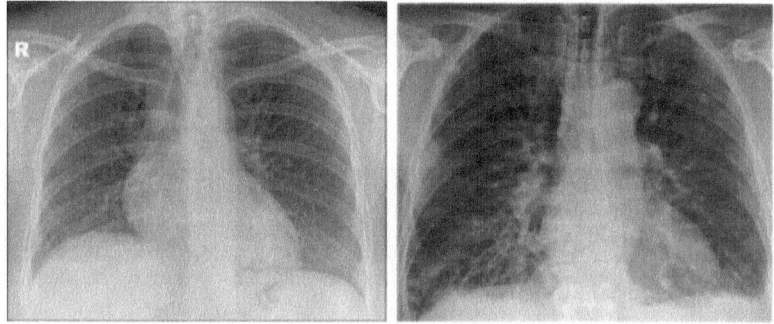

3. Imagen en vidrio deslustrado y Patrón reticular.

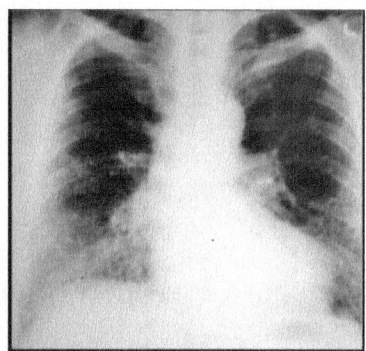

4. Imagen en panal de abeja o queso suizo.

PATOLOGÍA DE PLEURA

El espacio pleural a pesar de ser una espacio virtual constituido por líquido pleural en cantidad de aproximadamente 0.13ml/kg, representa uno de los sitios anatómicos donde se pueden presentar múltiples enfermedades de manera directa e indirecta de índole cardiopulmonar, inflamatorio o inclusive traumático y por malignidad. Estas situaciones pueden llegar a requerir inclusive un abordaje oportuno debido a que pueden comprometer la vida como en el caso de neumótorax a tensión. El abordaje de derrame pleural es un tópico frecuente en el ámbito hospitalario, saber llevar a cabo el protocolo diagnóstico es de alta importancia para determinar etiología y por lo tanto el tratamiento más adecuado.

Enfermedad	Historial/Síntomas	Hallazgos físicos	Gabinete diferencial
Neumotórax	Antecedente de trauma torácico, toracocentesis, colocación de acceso venoso central o barotrauma por ventilación mecánica. Presentan disnea, dolor toracico.	Exploración física puede haber hiperresonancia en hemitórax afectado, ausencia de murmullo vesicular. En caso de neumotórax a tensión puede haber inestabilidad hemodinámica.	Rx tórax separación de la pleura visceral de la parietal, ausencia de trama vascular marginal. En caso de neumótorax a tensión desplazamiento del mediastino hacia el lado contralateral.
Engrosamiento pleural	Hx de previa enfermedad pleural como tuberculosis o exposición a agentes ambientales.	Hallazgos físicos puede haber presencia de frote pleural.	Radiográficamente es difícil diferenciar el engrosamiento pleural de derrame pleura. La TAC de tórax permite diferenciar engrosamiento pleural y derrame.
Derrame pleural falla cardiaca o sobrecarga hídrica	Antecedente de cardiopatía. Falla cardiaca, sistólica o diastólica. Enfermedad renal crónica. Síntomas	Exploración física puede haber ingurgitación yugular, integrar derrame pleural bilateral simétrico,	Rx tórax derrame pleural libre, bilateral y simétrico. Diagnóstico terapéutico con prueba de

	clínicos de falla cardiaca	hepatomegalia, ascitis, edema de miembros inferiores.	furosemida. Líquido pleural caractersíticas trasudado (Aunque el uso de furosemida puede darle características exudativas en ese caso la medición de ProNT BNP puede ayudar)
Derrame pleural por hipoalbuminemia	Antecedente de desnutrición severa o enfermedades perdedoras de proteinas como síndrome nefrótico.	Edema generalizado, anasarca.	Química sanguinea con albúmina menor de 1.2gr/dl. El líquido pleural tiene caracterísitcas de trasudado.
Derrame pleural por hipotiroidismo	Síntomas astenia adinamia, bradipsiquia, bardilalia, intolerancia al frio, somnolencia, debilidad, estrenimiento.	Hallazgos físicos, obesidad, piel seca, pérdida de la cola de las cejas, alteraciones ungueales, macroglosia, bocio, bradicardia, derrame pleural.	Perfil tiroideo con disminucion de T3/T4 con incremento compensatorio de TSH.
Serositis	Antecedente de enfermedades autoinmune como lupus eritematoso sistémico	Puede integrar síndrome de derrame pleural y/o frote pleural y pericárdico.	Rx tórax derrame pleural bilateral. Anticuerpos específico para enfermedad autoinmune. El citoquímico tiene caracterísitcas exudado y niveles de glucosa disminuido.
Derrama pleural paraneumonico simple	Fx de riesgo para infecciones respiratorias. Fiebre, tos usualmente con expectoración purulenta, disnea, ataque al estado general.	A la exploración puede integrar síndrome de derrame pleural y cumplir con la parábola de Damoiseau por ser derrame libre.	Rx tórax con opacidad llenado alveolar contiguo al derrame pleural. Característisica serosa. Cultivo y tinción gram son negativos. La citoquimica con PH mayor de 7.2.

Derrame pleural paraneumonico complicado	Fx de riesgo para infecciones de vias respiratorias. Fiebre, tos usualmente con expectoración purulenta, ataque al estado general. Usualmente evolución tórpida.	A la exploracion fisica puede integrar síndrome de derrame pleural. Pueden no integrar parábola de Damoiseau debido a que puede tener lóculos. Toracocentesis con líquido de claro a turbio.	Rx tórax puede estar el derrame libre o loculado, En TAC se observan los lóculos con split pleural. Citoquimico puede tener pH menor de 7.2, glucosa menor de 40mgdl y/o gram o cultivo positivo.
Empiema	Fx de riesgo para infecciones de via respiratoria o aspiración. Pueden presentar fiebre, tos con o sin expectoración purulenta, ataque al estado general.	Pueden integrar síndrome de derrame pleural, sin parábola de Damoideau ya que usualmente esta organizado(s) y loculado(s). Pueden tener hiperemia cutanea en region del empiema o inclusive tener area fluctuante en caso de empiema necessitatis. Toracocentesis con pus.	Rx y TAC de torax en patrón D shaped con split pleural. No se requiere estudio citoquímico o citoloógico. Gram y cultivo positivo para agente causal. En caso de empiema tuberculoso BARR positivo.
Hemotórax	Antecedente de anticoagulación o diátesis hemorrágica Antecedente de trauma o previa toracocentesis. Los hemotórax pueden secundariamente infectarse.	Los hallazgos físico puede haber compromiso hemodinámico por hemorragia o por choque obstructivo. Integra síndrome de derrame pleural.	Líquido pleural francamente hemático. El hematocrito del fluido pleural es mayor del 50% comparado con la sangre periférica.
Quilotórax	Antecedente de trauma, cirugía o neoplasia intratoracica. Sin síntomas de respuesta inflamatoria sistémica.	Integra síndrome de derrame pleural. Toracocentesis características amarillo lechoso.	El citológico de líquido pleural con trigliceridos mayores de 110mgdl. Niveles limítrofes entre 50-110mgdl se realiza análisis de lipoproteinas para

			determinación de quilimicrones.
isocalotórax	Antecendente de colocación de sonda de alimentación. Presentan usualmente posterior a administración de alimentación por sonda, disnea, tos y dolor torácico.	Exploración física puede integrar síndrome de derrame pleural.	Rx tórax se evidencia presencia de inadecuada colocación de sonda nasogástrica a nivel intratorácico. Puede complicarse en empiema o mediastinitis.
Mesotelioma	Historial de exposición al asbesto. Disnea y dolor torácico, puede haber además fiebre y pérdida de peso.	Hallazgos físicos puede ser normal o integran síndrome de derrame pleural.	Rx tórax engrosamiento nodular, radiolucidez pleural, lóculos. Líquido pleural inespecifico. Citológico positivo en solo 32%. Fish con sensibilidad de solo 79%.Toracoscopia se logra diagnóstico en 98%. Tinciones positivas para calretinina, vimentina y citoqueratina.
Derrame pleural maligno	Mayor periodo de síntomas. Hx previo de cáncer. Puede coexistir derrame pleural maligno y proceso infeccioso.	Hallazgos físicos integran síndrome de derrame pleural. Toracocentesis es evidente la salida de líquido pleural de caracteristica "agua de sandia".	El USG y TAC torácico puede mostrar engrosamiento y nodularidad. Citoquímico con PH menor de 7.2 tanto por infeccion como por malignidad. Citología puede demostrar células malignas.
Tuberculosis pleural	Exposición COMBE. Antecedente de síntomas de fiebre vespertina, pérdida de peso, ataque al estado general y tos.	Los hallazgos físicos integran síndrome de derrame pleural.	Líquido pleural "agua de sandia", caracterísitcas exudado. Usualmente BAAR negativos. Cultivo LJ positivo en 60%. ADA (Adenosina

			desaminasa) elevada.

TAC y clasificación de derrame pleural y empiema

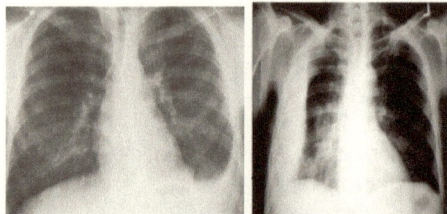

1. Rx de tórax de derrame libre (C-shape) y derrame loculado o empiema (D-Shape).

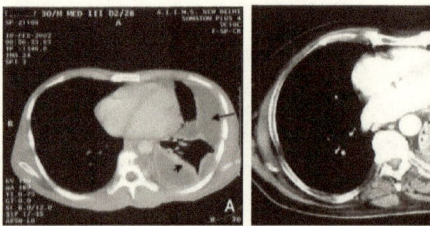

2. Empiema multiloculado (izquierda) y empiema necessitatis (Extensión de la colección purulenta a la pared torácica) (derecha).

Caracteristica	Trasudado	Exudado
Proteinas pleural/sérica	<0.5	>0.5
LDH pleural/sérica	<0.6	>0.6
LDH pleural	<2/3 limite superior	>2/3 limite superior

	serico	serico
Colesterol pleura/sérico	<0.3	>0.3
Albúmina pleura/sérica	>1.2gr/dL	<1.2gr/dl

3. Clasificación de Light para trasudado y exudado.

CLASE	Características
Clase 1. No significativo	Pequeño, menos de 10mm en la Rx en decúbito. No indicado toracocentesis
Clase 2. Derrame paraneumónico típico	Mas de 10mm de espesor, Glucosa mayor de 40mgdl, PH mayor de 7.2, tinción y cultivo negativo
Clase 3. Borderline	PH menor de 7.2 mayor de 7.0, LDH mayor de 1000UI y glucosa mayor de 40mgdl, Gram y cultivo negativo
Clase 4. Simple complicado	PH menor de 7.0 y/o glucosa menor de 40mgdl y/o gram o cultivo positivo. No loculado, No pus. Requiere toracostomía
Clase 5. Complicado complejo	Igual que complicado simple, pero esta multiloculado. Requiere toracostomia inclusive valorar agentes fibrinolítico
Clase 6. Empiema	Franca pus con lóculo simple o libre.

simple	Requiere toracostomía e inclusive puede requerir decorticación
Clase 7. Empiema complejo	Franca pus con multiloculado. Requiere toracostomía y frecuentemente decorticación y toracoscopía

4. Clasificación de Light de derrame pleural paraneumónicos

BIBLIOGRAFIA

- *E. Magnus Ohman, M.B. Chronic Stable Angina. N Engl J Med 2016;374:1167-76.*

- *John J.V. McMurray, M.D. Systolic Heart Failure. N Engl J Med 2010;362:228-38.*

- *Mark S. Link, M.D. Evaluation and Initial Treatment of Supraventricular Tachycardia. N Engl J Med 2012;367:1438-48.*

- *Michelle C. Fox, M.D., Monica Sircar, M.D., Anand Vaidya, M.D., Joel T. Katz, M.D., and Neal Lakdawala, M.D. A Patient with Syncope. N Engl J Med 2013; 369:e9*

- *Jonathan D. Casey, M.D., Anand Vaidya, M.D., Daniel H. Solomon, M.D., M.P.H., and Thomas A. Gaziano, M.D. A Patient with Migrating Polyarthralgias. N Engl J Med 2013; 368:e33*

- *Global strategy for diagnosis, management, and prevention of COPD: 2016. Global Initiative for Chronic Obstructive Lung Disease.*

- *National Asthma Education and Prevention Program. Expert Panel Report 3 (EPR-3): Guidelines for the Diagnosis and Management of Asthma-Summary Report 2007. J Allergy Clin Immunol. 2007 Nov. 120 (5 Suppl):S94-138..*

- *Belloli EA, Beckford R, Hadley R, Flaherty KR. Idiopathic non-specific interstitial pneumonia. Respirology. 2016 Feb. 21(2):259-68..*

- *Desai H, Agrawal A. Pulmonary emergencies: pneumonia, acute respiratory distress syndrome, lung abscess, and empyema. Med Clin North Am. 2012 Nov. 96(6):1127-48.*

- *Burgos J, Falco V, Pahissa A. The increasing incidence of empyema. Curr Opin Pulm Med. 2013 Jul. 19(4):350-6.*